INAUGURATION

de la Statue

DE CORNEILLE.

L'INAUGURATION

DE LA STATUE

De

CORNEILLE,

PIÈCE QUI A OBTENU LA DEUXIÈME MENTION HONO-
RABLE A LA SOCIÉTÉ D'ÉMULATION DE ROUEN,
DANS SA SÉANCE DU 6 JUIN 1834 ;

Par P. Legagneur,

Professeur au Collége de Coutances.

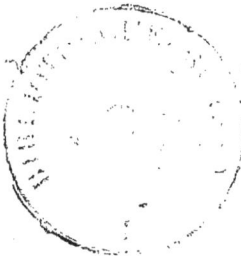

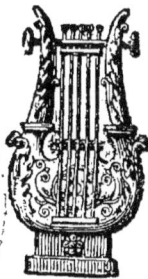

COUTANCES,

Imprimerie de P. L. TANQUEREY.

1834.

A

M. l'Abbé Daniel,

Proviseur du Collége Royal de Caen, Membre de la Légion-d'honneur et de plusieurs sociétés savantes.

Monsieur le Proviseur,

Vous avez daigné encourager mes premiers efforts ; c'est à vous qu'en appartiennent les premiers fruits. Quels qu'ils soient, veuillez en agréer l'hommage, comme un faible témoignage d'une bien vive reconnaissance.

Je suis avec le plus profond respect,

Monsieur le Proviseur,

Votre très-humble & très-dévoué serviteur,

P. Legagneur.

Société libre d'Émulation de Rouen.

Rouen, le 7 Juin 1834.

Le Secrétaire de correspondance de la Société libre d'Émulation de Rouen,

A Monsieur Legagneur.

Monsieur,

Si je n'ai pas le bonheur de vous annoncer que vous ayez remporté le prix au concours ouvert par la Société d'Émulation, au sujet de l'inauguration de la Statue de Corneille; j'ai au moins la satisfaction de vous apprendre que la pièce de Vers que vous avez présentée a obtenu la deuxième mention honorable. Trente pièces avaient été envoyées.

J'ai l'honneur d'être très-sincèrement,

Monsieur,

Votre très-humble & très-obéïssant serviteur,

Thomas.

Le sujet proposé par la Société d'Émulation était : la ville de Rouen érige par souscription une statue au Grand Corneille.

Le prix unique était une médaille d'or de la valeur de 3oo fr.

L'Inauguration

DE LA STATUE

De

Corneille. *

> Colonne, devant qui tout n'est que poudre et sable,
> Sublime monument deux fois impérissable,
> Fait de gloire et d'airain !
> (V. Hugo, *Ode à la Colonne.*)

I.

INSCRIT au temple de mémoire,
Il se montrait bien haut par dessus les grands noms,
Ce nom superbe, et, dans sa gloire,
Beau comme un aigle altier qui plane au haut des monts.
L'univers le savait ; jusqu'aux bornes du monde,
Jusqu'où le soleil naît, jusqu'où l'aquilon gronde,
Il avait trouvé des autels :
La gloire ne vit pas dans une étroite sphère,
Le poète a des droits à l'encens de la terre,
C'est un Dieu pour tous les mortels.

---

* Cette inauguration a eu lieu à Rouen, le 6 Juin 1854, au milieu
du concours de tous les citoyens de la vieille capitale de la

Quand, dans son extase muette,
Le monde applaudissait ; quand il battait des mains
Devant la gloire du poète
Qui nous fit vivre un jour avec les vieux Romains ;
Quand l'homme au cœur de feu, d'où la lave s'écoule,
Qui jette de sa voix des terreurs à la foule,
Le saluait comme son Dieu ,
Corneille dans Rouen, Rouen, sa vieille mère,
N'avait pas un autel où l'on fît sa prière,
Comme devant le saint du lieu.

C'était peu de ses tours gothiques,
De ses dômes à jour, de ses sombres parvis,
Pour dire ses gloires antiques ;
Un monument manquait au plus grand de ses fils.
L'étranger le cherchait ;... il cherchait, et sa vue
Ne s'arrêtait jamais au front d'une statue ,
Sur ses places ou sur ses ponts ;
Il s'exhalait alors une parole amère
De quiconque portait une ame noble et fière,
Et la rougeur montait aux fronts :

Normandie. La statue en bronze, sortie des fourneaux du célèbre
David, a 9 pieds de haut. Placée au milieu du terre-plein du pont
d'Orléans, elle s'élève sur un piédestal en pierre de Chaumont de

« Oh ! quand, dans un glorieux rêve,
» Corneille entrevoyait son nom dans l'avenir,
       » Beau comme un cèdre qui s'élève ;
» Quand il l'environnait d'un brillant souvenir ;
» Quand un rayon de gloire, en passant sur son ame,
» Allumait dans son cœur une enivrante flamme,
       » Qu'il rêvait d'immortalité ;
» Quand il disait au fond de sa pensée intime :
« Jamais l'oubli sous moi n'ouvrira son abîme,
       » Je vis dans la postérité ; »

       » S'il eût prévu que sa mémoire,
» Deux siècles dans Rouen, veuve de tout honneur,
       » Attendrait son tribut de gloire,
» Une angoisse poignante aurait brisé son cœur.
« Maudit soit le talent, maudit soit le génie, »
« Eût dit son désespoir » !.... « Ma Cité me dénie
       » La gloire que j'avais rêvé !.... »
« Et sa plume à ces mots de larmes arrosée
» Eût crié de dépit et se serait brisée
       » Sur un chef-d'œuvre inachevé. »

_____

6' à 8 pieds. Autour de la base de la statue sont inscrits les noms
des chefs-d'œuvre de Corneille.

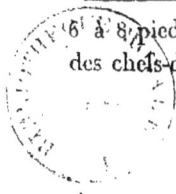

II.

La cité s'est enfin lassée
De s'entendre jeter ces reproches amers ;
Une noble et grande pensée
A surgi dans les cœurs. Aux yeux de l'univers,
Le peuple s'est levé : « Trève d'indifférence, »
A-t-il dit, « à ces cris imposons le silence,
» Faisons mentir nos détracteurs.
» Que sur ses pieds de bronze un monument s'élève ;
» Qu'il soit là, dans nos murs, comme un Dieu qui se lève
» Pour dire à nos accusateurs : »

« Il n'a point une ame de glace,
» Ce peuple de marchands qu'outragent vos discours ;
» Sans honte il peut montrer sa face,
» Car sa gloire est montée aussi haut que ses tours.
» De son Poète il veut couronner la mémoire,
» Il veut que l'avenir lise un jour son histoire
» Inscrite à des pages d'airain ;
» Il veut que par ses soins la clameur étouffée
» Se taise en saluant le glorieux Trophée
» Qu'un jour il posa de sa main. »

Et soudain la foule ravie
D'échanger un peu d'or contre l'auteur du Cid,
Fait son offrande à l'effigie
Que devaient enfanter les fourneaux de David.
Il n'est pas de refus, quand la gloire demande ;
C'est un devoir sacré d'apporter son offrande,
Aucune bouche ne dit : « Non. »
Le peuple n'eut jamais d'excuses mensongères,
Et Corneille en ce jour reçoit de tous ses frères
Le bronze qui dira son nom.

III.

Il a brillé le jour de fête.
Avec un noble orgueil le bronze triomphal
De la foule élève sa tête,
Trônant, comme un Géant, sur son haut piédestal.
C'est un Dieu qui paraît sous une basilique,
C'est d'un saint du vieux temps une auguste relique,
Dont on ouvre la châsse d'or.
Le peuple avec délire applaudit son ouvrage,
Il promet à sa gloire un éternel hommage,
Et sa joie applaudit encor.

Que son ame reste glacée,
Qu'il ne sorte jamais de son sommeil de mort,
Qu'il n'ait jamais une pensée
Qui sourie à son cœur, et lui donne un transport,
Celui que n'émeut point cette pompe sacrée,
Qui va baissant les yeux dans la foule serrée,
Et demande sur son chemin :
« Pourquoi sur tous les fronts cette ivresse de fête ?
» Quel encens va brûler sur l'autel qu'on apprête ?
» Quel est ce colosse d'airain ? »

C'est la pure et sainte alégresse
Qu'inspire à la cité la gloire de son fils ;
C'est tout un peuple qui se presse
Devant un monument par ses soins entrepris ;
C'est un nouveau soleil pour la terre natale,
C'est un astre au front d'or , plus brillant que l'opale ,
Dont l'éclat rejaillit sur nous;
C'est un jour solennel de grandeur et de gloire,
Un jour que rediront les pages de l'histoire ,
Un jour de triomphe pour tous.

Oh ! qui redira cette scène ?
C'est comme devant Dieu tout un peuple à genoux !
Jamais les vagues de la Seine
N'ont marié leur voix à des transports si doux.
C'est que le cœur du peuple est plein de poésie ;
C'est qu'à ce bronze aussi sa pensée associe
Un espoir d'immortalité ;
C'est que l'enthousiasme en son ame bouillonne ;
C'est qu'à son grand Poète il jette une couronne ,
Sous l'œil de la postérité.

IV.

Et si l'enthousiasme passe ,
Comme à l'heure du soir la voix de l'ouragan ,
Comme la vague qui s'efface ,
Ou le feu qui s'éteint sur le front du volcan ;
Si la foule aujourd'hui qu'un saint transport anime
Oublie à l'avenir cette extase sublime ;
Si le peuple redevient froid ,
Si ce peuple affairé, qui maintenant s'arrête,
Plus tard vient à passer sans détourner la tête ,
Sans penser au bronze qu'il voit ;

D'autres que les fils de sa mère
Viendront, le cœur ému, prier à son autel :
Les fils de la rive étrangère
Passeront inclinés sous son front immortel.
Puis un soupir du cœur qui bat sous leur poitrine,
Au monument d'airain , du haut de la colline,
Jettera le dernier adieu :
Comme le pélerin , sur le lointain rivage ,
Reprenant le bourdon , son frère de voyage ,
Jette un regard sur le saint lieu.

La cité repose endormie ,
Ses pavés sont muets, le silence est profond ;
Du fleuve la voix assoupie
N'éveille point l'écho sous les voûtes du pont.
La lune au front doré , poursuivant sa carrière ,
Verse à flots argentés sa paisible lumière
Sur les dalles et sur les tours.
Elle semble sourire au bronze qu'elle inonde
De ses feux scintillants , et son reflet sur l'onde
En dessine au loin les contours.

Dans la nuit un homme s'avance ;
Vers l'immortel trophée il a porté ses pas ;
Il est à genoux.... oh ! silence !
Son cœur bat oppressé... Ne l'interrompez pas.
C'est un poète;... il vient , quand l'univers sommeille ,
Echauffer son génie au regard de Corneille ,
Son regard de feu d'autrefois.
Voyez....de quel transport son cœur brûlant travaille !
On dirait qu'il lui parle , et son ame tressaille ,
Comme s'il entendait sa voix.

Et quand , sur le soir de la vie ,
Un souvenir passant sur le cœur du vieillard
Flattera son ame attendrie ,
Il dira, sur le bronze en jetant un regard :
« Oh ! mon fils , quand nos mains sur sa base de pierre
» Dressèrent ce Trophée à notre auguste frère ,
» Comme la joie était au cœur !
» C'était beau ce jour-là : tout Rouen dans l'ivresse
» Savourait les transports d'une sainte alégresse ,
» Comme autour du char d'un vainqueur.

» Oh ! » disait la foule éperdue,

« A nos fils nous léguons un touchant souvenir ;

» Ce jour trouvera l'ame émue

» A ceux qui nous suivront, aux jours de l'avenir.

» A genoux sur le coin de cette pierre blanche,

» Comme au pied d'un autel où notre cœur s'épanche,

» Il viendra pour prier ici,

» Celui dont l'ame au ciel sur deux ailes s'élève,

» Celui-là qui s'écrie en un glorieux rêve :

« Moi, je serai poëte aussi ! »

« Jamais dans des jours sacriléges,

» Un Cosaque du nord, à l'œil fier et hautain,

» L'ame aussi froide que ses neiges,

» Sur ce saint monument ne portera la main.

» Un esclave éhonté, servant sa rage impie,

» Ne brisera jamais cette auguste effigie,

» Au milieu d'un peuple sans voix.

» Comme à l'autre Géant qui foule la colonne,

» Jamais il n'abattra cette noble couronne,

» Pour qu'on la relève deux fois.

» Notre grand fleuve, c'est l'image
» De notre grand poète : éternel comme lui,
Son nom traversera chaque âge,
» Couronné de l'éclat dont un jour il a lui.
» Immortel monument d'une gloire immortelle,
» Ce bronze sera là, comme un miroir fidèle,
» Qui reflètera le passé ;
» Et ses angles d'airain, inscrits à la surface,
» Rediront ces grands noms : CINNA, le CID, HORACE !
» Le temps n'aura rien effacé. »

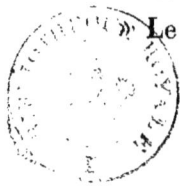

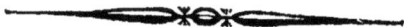

87

www.ingramcontent.com/pod-product-compliance
Lightning Source LLC
Chambersburg PA
CBHW050450210326
41520CB00019B/6149